AF395964

RAPPORT

SUR LES

QUINQUINAS EMPLOYÉS EN PHARMACIE

Fait à la Commission préparatoire du Codex

EN VUE DES AMÉLIORATIONS OU ADDITIONS

A INTRODUIRE DANS LE PROCHAIN CODEX

———

PARIS

TYPOGRAPHIE ET LITHOGRAPHIE FÉLIX MALTESTE ET Cie

RUE DES DEUX-PORTES-SAINT-SAUVEUR, 22

—

1880

RAPPORT

SUR LES

QUINQUINAS EMPLOYÉS EN PHARMACIE

Fait à la Commission des remèdes nouveaux,
devenue Commission du Codex par l'adjonction de six membres,
nommée par la Société de Pharmacie de Paris

EN VUE DES AMÉLIORATIONS OU ADDITIONS

A INTRODUIRE DANS LE PROCHAIN CODEX

———

Membres de la Commission :

MM. SCHAEUFFÈLE, *Président.* MM. GRASSI.   MM. PETIT.
    BOYMOND.   GUICHARD.   PRUNIER.
    DESNOIX.   LEFORT.   P. VIGIER.
    DUROZIEZ, *Secrétaire.*   MÉHU.   MARAIS, *Rapporteur.*

———

Messieurs,

Votre Commission, en me chargeant de l'étude des quinquinas employés en pharmacie, a entendu que cette importante question serait traitée au triple point de vue :

1º De savoir s'il existe aujourd'hui des caractères extérieurs, certains, capables de faire reconnaître une bonne, une moyenne ou une mauvaise écorce.

2º Du meilleur mode d'essai chimique, le plus prompt et le plus exact, pour le dosage des alcaloïdes.

3º Des modifications à apporter, s'il y a lieu, dans les préparations pharmaceutiques de quinquina, en vue de la prochaine révision du Codex.

Nous toucherons à peine aux questions historique et botanique à propos desquelles il s'est écrit et il s'écrira encore bien des volumes. Nous nous sommes appliqué à citer l'opinion de nos meilleurs auteurs et à donner le résumé des renseignemeuts qui depuis plus d'une année n'ont cessé de nous parvenir des contrées de production naturelle, ou des pays de culture par acclimatation.

Nous y ajouterons les documents qui nous ont été obligeamment fournis par nos plus grands importateurs, en y joignant le résultat des recherches que nous avons entreprises et les observations que de longues années d'expérience nous ont permis de faire au point de vue de l'emploi du quinquina en pharmacie.

CONSIDÉRATIONS GÉNÉRALES. De l'aveu de tous, cette question est dans un état déplorable, autant pour les écarts de] composition que les écorces présentent entre elles, que pour leur pauvreté en alcaloïdes et pour la divergence d'opinion qui sépare les hommes les plus compétents en cette matière.

Cette confusion est entretenue comme à plaisir dans notre pays par la fausse interprétation du texte de nos meilleurs auteurs. Nous n'en citerons qu'un exemple des plus frappants.

Dans son admirable Étude sur les quinquinas, publiée en 1847, notre grand quinologiste Weddell nous a fait connaître d'une manière certaine que les quinquinas gris n'appartiennent pas à une seule et même espèce, comme on l'avait cru jusqu'alors, mais qu'ils étaient fournis par les jeunes rameaux de nombreuses espèces dont le tronc et les grosses branches fournissent des écorces épaisses, prenant par la dessiccation des nuances jaunes-rosées ou rouges plus ou moins foncées.

Malheureusement, Weddell qui n'a pas connu, ou tout au moins décrit l'arbre auquel nous devons le vrai quinquina rouge des pharmacies, et qui a fait, comme il l'annonce, son ouvrage au point de vue exclusif de la botanique et non pas de la matière médicale, s'est servi des expressions jaune et rouge, qui n'ont pas tout à fait la même signification dans les deux cas. « J'ai cru un instant, dit-il page 62, que c'était au Cinchona ovata que devait être attribué le vrai quinquina rouge des pharmacies; mais à la vue des échantillons que Guibourt avait bien voulu me montrer, j'ai été obligé de suspendre mon opinion. »

En effet, Weddell reconnaissant que son écorce du Cinchona ovata n'était colorée en rouge-rosé vif que dans l'épaisseur du derme, tandis que le liber ne prenait que des teintes jaunes rougeâtres, en a fait une variété sous le nom caractéristique de *Erythroderma*.

VÉRITABLE ORIGINE DU QUINQUINA ROUGE. Ce n'est qu'une douzaine d'années plus tard que le quinologiste distingué, M. Howard, a rencontré sur les pentes occidentales du Chimborazo, dans l'espèce Succirubra de Pavon, l'arbre auquel nous devons notre véritable quinquina rouge. Cette découverte a été confirmée par Spruce; elle est admise par le monde médical et pharmaceutique de tous les pays, et elle est devenue aujourd'hui la principale source des innombrables plantations que possèdent les Hollandais à Java et les Anglais à Ceylan et dans l'Inde.

CLASSIFICATION DES QUINQUINAS. Il n'est donc pas juste de dire d'une manière générale que l'on peut récolter sur le même sujet les trois sortes de quinquina, le gris, le jaune et le rouge, attendu que s'il est bien démontré par Weddell que les quinquinas gris ne sont autre chose que les jeunes écorces de nombreuses espèces de Cinchona, tels que le scrobiculata, l'amygdalifolia, l'ovata, le micrantha, etc., dont le tronc peut fournir des écorces plus ou moins bonnes, de nuances mêlées de jaune, de rose et de rouge; il n'en est pas moins vrai que jamais une écorce de vrai type jaune n'a été et ne sera récoltée sur un C. Succirubra, pas plus qu'une véritable écorce de quinquina rouge des pharmacies n'a été et ne sera récoltée sur un C. Calisaya vera ou sur un C. Condaminea.

Donc il paraît nécessaire de maintenir, malgré ses imperfections, l'ancienne division des quinquinas basée sur la différence des couleurs gris, jaune, rouge, exactement représentés par les trois types C. Condaminea ou officinalis, C. Calisaya vera et C. Succirubra.

Weddell a dit à ce sujet : « Tout en blâmant la distinction fondée sur la couleur, je dois dire que si je combats le système de la classification des quinquinas ordinairement adopté, c'est bien plus à cause des erreurs sur lesquelles il est basé, que parce que j'entrevois la possibilité d'en établir un plus parfait. Une méthode de classement qui aurait pour point de départ la composition chimique des écorces serait évidemment plus utile, sinon plus naturelle; mais la distribution que l'on obtiendrait par ce moyen, quoique satisfaisante en théorie, ne le serait pas à beaucoup près en pratique, parce qu'une même espèce botanique est susceptible de fournir des écorces qui peuvent varier du tout au tout, au gré des circonstances accidentelles, comme celles de terrain, de climat et d'altitude. Enfin, si une classification était absolument nécessaire, il faudrait l'établir sur la structure anatomique du tissu de l'écorce. »

Devant une telle autorité et un avis aussi nettement formulé, nous vous proposons donc, Messieurs, de maintenir l'ancienne division des quinquinas, qui a au moins l'avantage d'être connue de tout le monde sous la dénomination de Gris, de Jaune et de Rouge.

Au point de vue commercial surtout, cette manière de voir nous aidera à motiver plus clairement le jugement que nous avons à porter.

La facilité avec laquelle on introduit dans le commerce des drogues simples ces écorces de médiocre et même de nulle valeur, n'a d'égale que la grande facilité pour ne pas dire l'empressement avec la quelle elles sont acceptées sans aucun contrôle, n'ayant pour toute recommandation que leur extrême bas prix. Ainsi dans le cours de cette étude, et nous en donnerons la preuve dans les tableaux comparatifs qui suivront, nous avons rencontré un grand nombre de quinquinas gris titrant au maximum 8 grammes d'alcaloïdes totaux pour 1 kilogramme d'écorce. Puis en descendant l'échelle des médiocrités, nous avons trouvé 4 grammes puis 2 grammes et enfin assez fréquemment 0 gramme; lorsque les bonnes sortes contiennent facilement par kilog. 15, 20 et même 30 grammes.

Il en est de même pour le quinquina jaune, si ce n'est pis, car dans celui-là on compte sur une certaine quantité de quinine qui souvent n'existe que peu ou pas. On verra que, pour 1,000 grammes d'écorces, nous avons trouvé rarement 12 et 15 grammes de quinine; plus souvent 8 et 10 grammes; puis 4; puis 2, et malheureusement un trop grand nombre de fois 0 gramme lorsque le Codex demande de 35 à 40 grammes, et que dans nos grands établissements hospitaliers, la tolérance descend jusqu'à 24 et même 20 grammes de sulfate de quinine cristallisé, sec, à 12 équivalents d'eau.

Dans nos recherches sur la valeur des quinquinas employés en France, nous avons eu le regret de constater que non-seulement des écorces vendues sous ce nom donnaient à l'analyse chimique un résultat négatif pour la quinine, mais encore que dans plusieurs officines ouvertes au public, les titulaires avaient songé à corriger la nature en ajoutant à un pseudo-quinquina (Maracaïbo) des petits copeaux de quassia-amara. Il y a pis encore, c'est que, dans des centres d'où l'on alimente un grand nombre de pharmacies, on pratique l'art de farder les quinquinas. Cette coupable et condamnable industrie consiste à rouler dans de longs sacs, *ad hoc*, de fausses écorces dans de la poudre fine de véritable quinquina jaune Calisaya ! C'est là une pratique contre laquelle les pharmaciens soucieux de l'honneur de leur profession et de la considération qui y est attachée, ne sauraient protester avec trop d'indignation.

Pour se prémunir contre de pareilles tromperies, existe-t-il des caractères extérieurs capables de faire reconnaître les vrais quinquinas des faux, non-seulement des espèces voisines, mais encore des écorces fournies par des familles autres que celle des Rubiacées?

Nous n'hésitons pas à répondre : Oui, il existe des caractères certains capables de faire reconnaître un vrai quinquina d'un faux, pour quiconque possède les connaissances qu'un pharmacien doit avoir acquises en botanique et en matière médicale. La négation ne nous paraît possible que formulée par l'ignorance ou la mauvaise foi, ou bien encore par un esprit de parti pris systématique. Nous avons plusieurs fois, et dans de hautes régions, entendu nier la possibilité de pouvoir reconnaître sur de simples signes extérieurs la bonne ou la mauvaise qualité d'une écorce de quinquina, en s'appuyant sur cette simple affirmation : qu'une écorce de chêne, de saule, de tilleul ou de frêne peut ressembler à l'écorce d'un vrai Cinchona. Quant à moi, ajoutait notre interlocuteur, je ne veux connaître que l'analyse chimique. Nous aussi, nous avons la plus grande confiance dans l'analyse chimique; nous demanderons même dans le cours de notre rapport son application aux trois sortes de quinquina, rouge, jaune, gris. Mais en attendant, nous ne croyons pas devoir nous désintéresser de la valeur que portent en eux-mêmes les caractères extérieurs; nous regardons la négation de leur existence comme une énormité et nous emploierons tous les moyens qui sont à notre disposition, non-seulement pour la combattre, mais pour la réduire à néant. Nous la trouvons dangereuse en ce sens qu'elle sert de prétexte et d'excuse à tout vendeur et à tout acheteur de quinquina, qui espèrent bien échapper à tout contrôle en n'ayant pas plus recours à l'analyse chimique qu'à l'examen physique.

Nos moyens de défense seront bien simples. Les quinologistes ou les auteurs de matière médicale, comme Guibourt, Weddell, Delondre et Bouchardat, nous fourniront nos principaux arguments; nous trouverons les autres dans nos propres expériences appuyées sur l'analyse chimique.

Les caractères extérieurs stables, vrais, si bien décrits par nos maîtres en quinologie d'il y a vingt-cinq ans, Guibourt en tête, n'ont pas changé; ils existent toujours dans les bons quinquinas, c'est-à-dire dans les écorces fournies par les vrais Cinchona. Les distinctions réelles qui étaient faites alors et qui peuvent paraître subtiles et presque problématiques aujourd'hui, existaient réellement entre des écorces de nombreuses espèces que les pharmaciens de la présente génération ne connaîtront que par les échantillons bien classés qui figurent dans nos collections.

Au lieu de les blâmer, il faut les remercier au contraire, ces travailleurs infatigables qui nous ont fidèlement transmis la description des types qu'ils ont vus, qui ont bien existé, dont quelques-uns existent encore, et qui ont l'immense avantage de nous servir de point de comparaison.

En effet, par suite de la grande consommation qui se fait aujourd'hui de la quinine et surtout à cause du gaspillage dans l'exploitation, cause principale de leur destruction, les véritables Cinchona se trouvent comme perdus au milieu de cette avalanche d'écorces de toute provenance, de toutes les apparences et de toute valeur en alcaloïdes, quand elles en contiennent. Elles sont généralement récoltées sur des genres voisins, tels que les Cascarilla et surtout les Exostemma, pour les basses qualités dont la plupart sont privées aussi bien de cinchonine que de quinine. C'est donc presque toujours dans la grande tribu des Cinchonées que se recrutent les faux quinquinas, et non dans des familles étrangères aux Rubiacées. On ne rencontre même plus aujourd'hui dans le commerce ces écorces doublement fausses appartenant à la famille des Rutacées, fournies par de grands arbres très-communs et formant d'immenses forêts sur les bords de l'Orénoque, au Brésil et jusque dans les Antilles, que l'on connaissait sous le nom de Quinquina Caraïbe, Piauhi, etc., etc., et que l'on rangeait à la suite des Quinquinas Piton et bicolor, fournis par des Exostemma.

Pour s'être simplifiée par la disparition d'une foule de noms inusités aujourd'hui, la question des caractères extérieurs n'en est pas beaucoup moins embarrassante, devant ces écorces de variétés différentes quoique presque toujours de la même famille. C'est pourquoi, s'il n'est déjà pas facile d'affirmer à simple vue qu'une écorce est bonne, il est encore bien plus difficile de dire où finit cette qualité supérieure où apparaît la médiocre, et surtout où commence la mauvaise.

Pour résoudre cette difficulté d'une manière satisfaisante, il faut avoir une expérience consommée des pratiques du grand commerce d'importation de ces sortes de productions où l'on trouve tous les points de comparaison.

Pour donner plus de poids à notre appréciation, nous vous demandons, Messieurs, la permission de citer textuellement l'opinion de Weddel sur ce sujet : « Aucun de leurs caractères n'est infaillible ; tel d'entre eux qui sera très-faiblement appréciable sur un échantillon préparé et conservé avec tous les soins nécessaires, ne le sera plus sur un fragment mal recueilli ou qui aura séjourné longtemps dans un suron humide où, non-seulement il a pu perdre beaucoup de ses caractères physiques, mais, bien plus, une assez grande partie de ses vertus. Dans des cas semblables, aucune description n'est suffisante, l'expérience seule, ou mieux encore l'analyse chimique, sont les seuls juges compétents. »

Tout en laissant pressentir que dans nos conclusions nous nous rangerons à ce dernier avis d'employer l'analyse chimique, non pas d'une manière absolue, mais comme complément nécessaire, indispensable ; nous allons revenir avec insistance sur cette nécessité de ne pas abandonner, de pratiquer même plus que jamais l'examen des caractères extérieurs qui, pour avoir trouvé un auxiliaire puissant dans la science analytique moderne, n'en sont pas moins importants à connaître. En s'en désintéressant complétement on pourrait admettre dans un quinquina riche, 25 p. 100 d'un mélange d'écorces de chêne dont l'ensemble donnerait à l'analyse une bonne moyenne d'alcaloïdes. Comme cette manière de faire ne saurait être admise, nous insistons de nouveau et d'autant plus sur ces signes extérieurs du périderme, du derme et du liber, qu'ils sont aujourd'hui fortement mis en relief par les études micrographiques.

Quoi qu'il advienne de notre proposition, pensons aux seuls moyens qui étaient à la disposition de nos devanciers et montrons encore une fois, avant de passer à un autre ordre de preuves, combien ces caractères typiques ont rendu de services pour quiconque a voulu y voir clair. D'après ce qui précède et surtout par l'apparition sur nos marchés des quinquinas de culture, on conçoit que leur importance soit amoindrie, mais annihilée, jamais.

La remarquable et trop rare Quinologie de MM. A. Delondre et Bouchardat, nous fournit un des principaux arguments pour déduire une de nos plus importantes conséquences. Il s'agit de l'association de l'examen physique et botanique appuyé sur l'analyse chimique. Dans son voyage, de 1837 à 1840, en Bolivie et dans toutes les régions qui produisent naturellement le quinquina, Auguste Delondre, sur le simple vu et jugé de plusieurs échantillons de Cinchona-calisaya, passa marché avec les propriétaires réunis des contrées voisines dont le centre était à La Paz, pour la quantité énorme de 12,000 surons, équivalant à 8 ou 900,000 kilog. A. Delondre avait fixé le titre à 31,25 pour 1,000 ; l'essai devait avoir lieu à Paris. Non-seulement le rendement fut exact, mais souvent il atteignit 32 et au-dessus ; rarement il descendit au-dessous.

Telle était, Messieurs, à cette époque, la régularité d'exploitation et de vente des quinquinas dans les pays de production ; telle était aussi dans les caractères extérieurs la confiance d'un quinologiste émérite doublé d'un grand industriel dont l'expérience dans la pratique n'a jamais été dépassée.

Mais déjà, depuis une dizaine d'années et plus, tout est bien changé. Les quinquinas jaunes d'Amérique nous arrivent sous toutes les formes, et l'on voit rarement apparaître ces belles écorces sans épiderme, denses, au tissu fin et serré, toujours riches en quinine, dont nous venons de parler.

Ces considérations générales que nous avons reportées de préférence sur les quinquinas jaunes, à cause de leur richesse en quinine, s'appliquent également aux rouges et surtout aux gris. Pour ceux-là, il n'y a aucun embarras ; les espèces qui les fournissent sont si peu variées et les caractères en ont été si exactement décrits par Guibourt, que l'on ne peut se trouver qu'en présence d'imitations grossières qui sauteraient aux yeux des moins expérimentés. Il n'en est pas de même pour les quinquinas gris, dont la situation nous paraît encore plus embrouillée que celle des quinquinas jaunes. Or, comme nos tendances déjà bien évidentes sont de vous proposer de les faire réintégrer au Codex pour servir de base aux préparations officinales, tous mes efforts tendront à vous démontrer qu'au milieu de cette confusion plus apparente que réelle, on peut arriver à dégager la vérité. Pour atteindre ce but, nous croyons qu'il est indispensable d'examiner séparément l'état actuel dans lequel se trouve chaque sorte dans le commerce de la droguerie et dans la pratique de la pharmacie.

QUINQUINA ROUGE
(Cinchona succirubra.)

Ceux que fournit le commerce ne s'éloignent pas sensiblement des deux variétés qui constituent le quinquina rouge officinal du Codex ; ce sont le rouge verruqueux et le non verruqueux de Guibourt. L'un et l'autre, d'un rouge presque également vif, nous ont donné une richesse identique en quinine, 30 gr. 248 p. 1,000 de sulfate cristallisé et 0 gr. 338 d'alcaloïde amorphe. Ce résultat confirmerait l'opinion des auteurs modernes qui admettent que deux fragments d'une écorce recueillie sur le même arbre et prise sur le tronc et sur les gros rameaux peut différer d'aspect tout en ayant la même composition chimique. MM. Delondre et Bouchardat ont trouvé dans des échantillons analogues 20 à 25 p. 1,000 de sulfate de quinine et 10 à 12 de sulfate de cinchonine. Les fibres sont courtes et la cassure en est nette et résineuse. Une seconde qualité est connue et décrite sous le nom de quinquina rouge pâle. Elles sont plus légères; les fibres sont plus longues et la contenance ne dépasse pas de 15 à 18 grammes de sulfate de quinine et 5 à 6 grammes pour la cinchonine. Ces deux variétés, malgré leur apparente distinction par le périderme, plus ou moins, ou même pas du tout verruqueux, malgré les quelques écarts de leur composition chimique, se rapportent parfaitement à l'espèce C. Succirubra, découverte par M. Howard, dont la sagacité et le zèle infatigable ont enfin dissipé l'obscurité dont a été si longtemps enveloppée la véritable origine des quinquinas rouges de nos pharmacies. Pour compléter nos renseignements, nous savons aujourd'hui, grâce à l'obligeance de M. de Vry, que, passé 12 ou 15 ans, les écorces ne peuvent plus que perdre en efficacité; car le rouge cinchonique insoluble continue à se former aux dépens des matériaux solubles actifs, et cela dans de telles proportions qu'une écorce de maigre apparence, âgée de 4 à 5 ans, cède à l'eau distillée froide 30 p. 100 de son poids de matériaux solubles, tandis que de belles écorces très-épaisses, d'apparence d'un beau rouge vif, ne donnent que dix-huit parties, soit près de moitié moins. On peut donc en conclure que l'avantage est du côté des écorces jeunes, comptant en moyenne cinq années d'existence.

Les caractères extérieurs de ces écorces sont tellement nets et bien tranchés qu'une substitution d'écorces étrangères paraît impossible.

Nous ne parlerons que pour mémoire de la fraude grossière pratiquée avec ces fausses écorces que l'on faisait rougir extérieurement en les exposant à des émanations ammoniacales qui ne pénétraient que peu profondément, laissant blanche ou seulement rosée toute la partie centrale.

QUINQUINA JAUNE
(Cinchona Calisaya.)

Prenant le Codex actuel, voyant la qualité et le titre qu'il demande, puis sachant quelles mauvaises sortes et quel bas titre sont employés pour les préparations pharmaceutiques, on peut affirmer que c'est celui des trois quinquinas dont la composition répond le moins au vœu du législateur, à l'attente du médecin et aux besoins du malade. Le vrai Calisaya a le grand tort, nous le savons, d'être d'un prix élevé et en rapport avec sa richesse en quinine; c'est précisément pour cette dernière raison que les fabricants s'empressent de l'accaparer, coûte que coûte. C'est précisément aussi ce motif qui crée une situation difficile au pharmacien consciencieux, qui ne trouve pas souvent les bonnes qualités qu'il cherche. Quel remède employer contre ce mal? Nous n'en voyons pas d'autre, Messieurs, que de vous proposer le remplacement du quinquina jaune, dont les premières sortes vous seront toujours enlevées par la grande fabrication, nous ne voyons pas, disons-nous, de moyen plus efficace que celui qui consisterait à le remplacer par le quinquina gris de bonne qualité, riche en alcaloïdes, dans les préparations officinales du Codex. On laisserait alors au médecin le soin de prescrire le C. Calisaya quand il le jugerait convenable, à moins qu'il n'aimât mieux, ce qui serait préférable et infiniment plus sûr, prescrire telle ou telle dose de sulfate de quinine. Il peut se faire que notre proposition ne soit pas prise en considération; dès lors il n'est pas besoin d'être prophète pour prédire à coup sûr que les médecins continueront à prescrire des préparations de quinquina qu'ils croient riches en quinine; que les pharmaciens chercheront toujours à améliorer les formules du Codex, qui sont excellentes sinon parfaites, quand on emploie de bons quinquinas, et qu'ils poursuivront longtemps encore des alcaloïdes et leur saveur amère qui n'existent que peu ou point dans les pseudo-quinquinas jaunes que leur livre aujourd'hui le commerce irresponsable. Quant au malade, il ne sera ni mieux ni plus mal traité qu'auparavant. N'oublions pas, Messieurs, que le quinquina gris de bonne qualité est facile à trouver, malgré les fausses écorces qu'on cherche à lui substituer. Rappelons-nous qu'avant 1866, il avait été le quinquina officinal dont il porte encore le nom, et les auteurs du Codex édité à cette époque ne lui ont préféré le C. jaune Calisaya, que parce que celui-ci existait en abondance dans le commerce au titre élevé de 35 à 40, tandis qu'aujourd'hui le vrai Calisaya plat a presque disparu et que les écorces jaunes de toutes provenances qu'on lui substitue et qui sont fournis par les Cinchona inférieurs dont nous avons déjà parlé, titrent rarement au-dessus de 8 à 12, et trop souvent on ne rencontre que 0 gramme. Pas de quinine! assez souvent un peu de cinchonine et un peu plus de cinchonidine.

Cependant, bien que les larges écorces plates aient presque disparu, on peut trouver dans le commerce du vrai quinquina Calisaya d'un haut titre, d'un prix en rapport avec sa richesse; mais alors il se présente en fragments d'écorces demi-roulées et recouvertes en grande partie de leur épiderme. Ici les caractères extérieurs les mieux décrits autrefois sont insuffisants; il faut de toute nécessité avoir recours à l'analyse chimique. L'aspect de ces écorces plaide peu en leur faveur, et pourtant elles fournissent, p. 1,000, 25 à 30 grammes de sulfate de quinine cristallisé. Mais précisément à cause de cette richesse en quinine et quelle que soit sa forme, les fabricants s'en emparent avec avidité, n'importe à quel prix, fût-il de 16, 20 ou 25 francs le kilog., pourvu que soumis à une analyse rigoureuse il rende une quantité de quinine en rapport avec le prix qu'il a coûté. Peu de pharmaciens payent leur quinquina jaune au delà de 8 à 10 francs; aussi, mis en présence de la grande fabrication, sont-ils sûrs à l'avance d'être battus sur ce terrain,

La grande fabrication ! voilà le Moloch qui dévore les écorces de quinquina jaune qui contiennent plus ou moins de quinine, et surtout celles qui en contiennent le plus. C'est ce besoin incessant et insatiable d'absorption qui nous effraye pour la possibilité de maintenir le quinquina jaune au Codex comme base du vin, du sirop et de toutes les préparations officinales.

En cas d'opposition trop grande faite à notre demande, nous nous réservons la faculté de mettre en avant la très-bonne composition des quinquinas de culture, dont la grande richesse plaidera éloquemment en faveur des conclusions de notre rapport.

PSEUDO-QUINQUINAS JAUNES.

Ils sont très-nombreux dans le commerce et malheureusement trop employés dans la Pharmacie française. Nous allons en donner une nomenclature assez complète, en évitant d'entrer dans des appréciations trop minutieuses.

Dans la grande tribu des Cinchonées, après les 19 espèces de vrais Cinchona, ou véritables quinquinas, croissant depuis la Bolivie jusqu'au sud du Pérou, pour les premières qualités; et depuis le Pérou jusqu'à la République de l'Équateur, en y comprenant la partie sud de la Nouvelle-Grenade, pour les secondes sortes, nous rencontrons les 21 espèces de Cascarilla, qui ne méritent déjà plus le nom de quinquina parce qu'ils ne contiennent pas de quinine, ils contiennent simplement de la cinchonine et de la cinchonidine dans des proportions variables, et sont généralement d'une amertune plus grande et plus vive à se manifester que celle des vrais Cinchona.

Plus au nord de l'équateur, par 10 ou 11 degrés de latitude, dans le Venezuela et dans toute la partie nord de la Nouvelle-Grenade avoisinant le golfe du Mexique et celui de Panama, se récoltent en grande quantité les écorces du genre Exostemma, dont nous connaissons 10 espèces bien définies. Weddell leur applique, comme aux Cascarilla, la désignation de pseudo ou faux quinquinas, parce que, dit-il, « il est rationnel de réserver exclusivement la dénomination de quinquina aux diverses espèces du genre Cinchona, les seules dans lesquelles l'existence du principe fébrifuge, la quinine, soit bien démontrée. Toute autre écorce doit porter le nom de l'arbre auquel elle appartient; ou si elle a quelques rapports particuliers avec les écorces de Cinchona, tout au plus devrait-on lui donner la désignation de pseudo-quinquina. »

Cette juste remarque s'applique surtout aux écorces des Exostemma, dont nous venons de parler et qui ne contiennent même pas de cinchonine; pourtant elles sont très-amères, plus amères même et surtout d'une façon bien plus désagréable et plus persistante que celle des Cascarilla et surtout des Cinchona. Cependant il ne faudrait pas prendre cette amertune comme un signe caractéristique, attendu que bon nombre de ces écorces n'ont qu'une légère saveur douceâtre et un peu astringente. La majorité des écorces dont nous venons de parler ne doivent leur admission parmi les quinquinas de basse catégorie, dont elles forment quelquefois la totalité, qu'à cette excessive amertune dont l'existence paraît être due à certains principes immédiats, tels que l'Aricine, par exemple, la Pitoyine, l'Esenbeckine et autres analogues. Nous demandons que ces écorces soient rigoureusement exclues de tout usage en pharmacie. Les principaux noms que les marchands leur appliquent souvent au hasard et pour les besoins du moment sont des noms d'un pays de production ou d'un lieu d'embarquement, tels que Cuzco, Maracaïbo, Carthagène, Carabaya, Colombie, Porto-Cabello, etc., etc...

Quelquefois des écorces portant ces noms, surtout ceux de Cuzco et de Carabaya, mais appartenant bien évidemment à des Cinchona inférieurs, contiennent de la quinine. Nous en avons trouvé qui titraient jusqu'à 6 gr. 20. On les mêle ou bien on les substitue entièrement au Calisaya. MM. Delondre et Bouchardat en citent un exemple frappant pour un Carthagène rosé qui avait donné jusqu'à 18 grammes de sulfate de quinine. L'espèce Ovata présente ces caractères. Mais ces trouvailles ne sont que de rares exceptions, car ces mêmes auteurs n'ont plus rencontré, pour du Cuzco du Pérou de divers aspects, que des traces de quinine ou tout au plus 0 gr. 50 et même 0 gr. 30.

Notons en terminant que le caractère le plus saillant, capable de faire distinguer du vrai Calisaya ces fausses écorces qui affectent toutes les couleurs, depuis le jaune pâle ou rosé, à cassure longitudinale blanche, jusqu'à l'orangé-brun et même l'ocré ou ferrugineux, ce caractère, disons-nous, qui leur est commun à tous, c'est leur légèreté, la longueur de leurs fibres si peu serrées à la partie interne du liber que l'ongle en les rayant transversalement ne laisse jamais de trace brillante; puis enfin leur impression désagréable dans la bouche et leur amertume excessive et persistante.

Dans le but de prémunir nos confrères contre les tromperies du commerce, nous croyons utile de citer le fait suivant dont nous avons été témoin : Un arrivage de quinquina faux, jaune, d'assez belle apparence, avait été classé en plusieurs lots suivant la longueur, la largeur, l'épaisseur et la nuance plus ou moins foncée des écorces, dont l'un était du Calisaya ordinaire, l'autre était du Cuzco ou du Carthagène supérieur, et même on avait trouvé du Carabaya. Les prix variaient depuis 4 à 7 et 8 fr.; les plus longues écorces et les plus épaisses étaient même tarifées à 9 fr. 50. La vérité était que toutes ces écorces provenaient des contrées de l'extrême nord de l'Amérique méridionale; qu'elles avaient été embarquées dans un des grands ports du golfe du Mexique, soigneusement emballées, et que le tout avait été acheté au prix moyen de 1 fr. 50 c. le kil.

Les ayant eues entre les mains pour les analyser, nous y avons trouvé un peu de cinchonine et surtout de la cinchonidine; mais jamais traces de quinine.

Cette sorte commerciale, fort estimée dans les premiers temps de la découverte du quinquina, non moins appréciée des médecins et des pharmacologistes-modernes, en tête desquels nous citerons Soubeiran, mérite toute notre attention. Jusqu'en 1866, elle a été la base des préparations officinales des anciennes pharmacopées françaises ; en botanique elle appartient surtout à l'espèce C. Condaminea ou Officinalis, nom qu'on lui a conservé aujourd'hui jusque dans les quinquinas de culture dont nous aurons bientôt à nous occuper. Mais elle n'est pas la seule à produire des écorces de bonne qualité. Les cinq ou six espèces voisines, telles que les Cinchona scrobitulata, cordifolia, nitida, amygdalifolia, ovata, micrantha, etc., etc., croissant abondamment sous l'équateur, au Pérou et jusque dans la Bolivie, apportent un appoint considérable, et aident à alimenter largement le commerce avec d'excellentes écorces qui contiennent toujours, en quantité plus ou moins grande, de la quinine, de la cinchonine et de la cinchonidine.

Malheureusement il en est des quinquinas gris comme des quinquinas jaunes, les genres voisins des Cinchona, surtout les Cascarilla, fournissent en quantité et en majorité considérables des écorces de médiocre et même de nulle contenance en alcaloïdes. De là le discrédit immérité du quinquina gris. C'est là le principal argument dont se sont servis les membres de la Commission qui ont contribué à le faire remplacer au Codex de 1866 par le quinquina jaune Calisaya.

A cette époque, une telle préférence pouvait être justifiée par l'abondance des C. Calisaya titrant facilement 30 et 35 à 40 p. 1,000, comme l'exige encore, mais sans pouvoir être obéie, la loi qui nous régit aujourd'hui. Pourquoi? Nous l'avons dit en traitant des quinquinas jaunes, c'est que rien n'est immuable en ce monde, et que depuis plusieurs années il arrive pour les quinquinas jaunes ce qui était arrivé vingt ans auparavant pour les quinquinas gris. Pour combler le vide fait par les fabricants de sulfate de quinine, de nombreuses falsifications ou substitutions ont eu lieu dans des proportions au moins égales, sinon supérieures, à celles qui ont fait autrefois condamner en masse tous les quinquinas gris sans distinction de bons ni de mauvais, puisque le Huanuco seul était admis à figurer au *Recueil officiel.* Que faire devant une telle prohibition? Il faut revenir aux meilleures sortes du quinquina gris, au Cinchona officinalis, dont nous demandons le titrage de la totalité des alcaloïdes salifiables, formant des sels cristallisés ou des sels amorphes, en proposant un minimum de 15 grammes par kilo d'écorces, sachant que la moyenne peut facilement être de 20 à 25 grammes. Alors, Messieurs, se trouverait réalisé le vœu que Soubeiran exprimait dans les termes suivants : « Quand on ne se laisse pas dominer par une idée préconçue, qu'on examine avec sang-froid, et surtout qu'on a manié comparativement l'une et l'autre écorce, on s'aperçoit que ce quinquina gris, tant honni, a bien quelques qualités qu'on ne trouve pas au même degré chez son antagoniste le quinquina jaune ; il est moins amer, mais il est aromatique, mais il a une saveur plutôt astringente qu'amère, mais il cède à l'eau plus de parties solubles, et à ces divers égards, il peut revendiquer sa part d'avantages. Les médecins continuent à l'employer, cessons donc de le proscrire. Les deux espèces sont bonnes, quoique à des titres différents. »

A ces justes remarques, nous ajouterons l'opinion que notre distingué secrétaire général, M. le professeur Planchon, a exprimée dans sa thèse sur les quinquinas en 1864 : « Toutes les écorces riches en principes actifs peuvent être employées dans les préparations pharmaceutiques ; on ne doit en repousser aucune. Longtemps les quinquinas de Loxa ont été préférés à tous les autres ; devons-nous, comme on le fait trop souvent aujourd'hui, les laisser de côté parce qu'ils ont été reconnus moins fébrifuges que les quinquinas jaunes riches en quinine, et ne méritent-ils pas à d'autres égards l'importance qu'on leur accordait il y a quarante ans? » Telle était aussi la conviction de MM. Weddell, Delondre et Bouchardat; telle est encore celle de notre collègue et maître M. de Vry, dont nous aurons plus particulièrement à citer l'avis quand il s'agira des quinquinas de culture et de l'extraction de tous les alcoloïdes sous le nom de Quinetum.

C'est de l'opinion de ces quinologistes et de ces pharmacologistes distingués, en nous servant de nos propres observations, que nous tirerons nos arguments tendant, non-seulement à faire réintégrer le quinquina gris au prochain Codex, mais encore à demander qu'il ne soit imposé aucune espèce botanique, ni aucun des noms de ville ou de province, ou de port d'embarquement de l'ancienne nomenclature, pour plusieurs raisons que nous venons d'exposer ; et enfin, parce que le Codex actuel nous donne lui-même gain de cause. En effet, nous lisons à la page 78 : « Les quinquinas sont des écorces tirées d'arbres de la famille des Rubiacées. Ils peuvent tellement varier, suivant les conditions d'altitude, de nature du sol, d'âge et d'exposition, qu'on a donné souvent des noms différents à des écorces provenant d'arbres de même espèce, ou bien encore à celles qui sont tirées des branches ou du tronc du même arbre. Il en résulte qu'il est souvent difficile de préciser l'origine d'un quinquina apporté par le commerce, dont quelques-uns, comme l'oblongifolia, sont complétement dépourvus d'alcaloïdes. »

Ce sont précisément des alcaloïdes qu'il nous faut ; et, comme la quinine, la cinchonine et les autres ne sont ni de Loxa, ni de Huanuco, mais bien de tous les pays qui produisent soit naturellement, soit par acclimatation, des écorces de véritables Cinchona, nous émettons le vœu que toutes ces espèces, fussent-elles de provenances différentes, aient droit de cité et au même titre dans notre nouvelle Pharmacopée, à la condition expresse que la présence et le dosage de ces divers alcaloïdes contenant de la quinine (alcaloïdes formant des sels cristallisables ou des sels amorphes), seront exigibles et ne pourront pas descendre au-dessous de 15 pour 1,000, résultat peu élevé et facile à obtenir, comme nous l'avons déjà dit, et surtout comme le démontreront les essais comparatifs qui vont bientôt suivre.

Malgré l'importance que nous attachons à l'analyse chimique, nous n'insistons pas moins sur l'importance qu'il y a de prêter la plus grande attention aux caractères extérieurs qui, sans être aussi nettement arrêtés dans les quinquinas gris qu'ils le sont dans les jaunes, n'en ont pas moins une grande valeur. Autrement on arriverait à admettre, sans examen comme sans scrupule, des écorces de chêne, de saule, de tilleul ou de frêne ; lesquelles habilement brisées et mêlées à de riches Cinchona dans les proportions de 10 p. 100 et davantage, permettraient encore d'obtenir un rendement en alcoloïdes qui dépasserait la moyenne exigible.

Le pharmacien ne peut donc pas se désintéresser de l'étude et de l'examen des signes extérieurs qui caractérisent si nettement les bons quinquinas gris venant d'Amérique. Nous en exceptons les quinquinas de culture. Les signes les plus saillants sont restés tels que Guibourt les a décrits pour les principaux types du quinquina gris. Nous les résumons de la manière suivante :

1º Pour le Loxa : épiderme rugueux, sillonné de fissures transversales, profondes, recouvert de certains lichens à filets blancs, ramifiés et comme chevelus ; aspect général gris brunâtre, cassure nette et résineuse, odeur aromatique *sui generis*. Ce sont là aussi les caractères du C. Officinalis ou Condaminæa, à cette différence près que le périderme est d'un gris clair uniforme et que les fissures sont beaucoup moins profondes.

2º Pour le quinquina Huanuco, type exigé par le Codex actuel : aspect gris blanchâtre, épiderme plissé longitudinalement et fendillé à une petite profondeur en long et en travers, dessinant des carrés parfaits ou un peu allongés, à surface presque lisse. C'est l'aspect du C. Micrantha et du C. Nitida auxquels, du reste, les naturalistes le rapportent.

3º Enfin viennent les quinquinas de Lima, à caractères bien définis, qui sont surtout fournis par les C. Lanceolata, Ovata et Scrobiculata. Périderme très-adhérent au liber, aspect gris-roux, pas de fissures transversales, offrant des rides longitudinales formées par la dessiccation, écorces en tubes longs, irréguliers, dont la grosseur est celle du doigt, cassure nette, saveur bien astringente, possédant une bonne et franche amertume de vrai quinquina.

Maintenant que nous connaissons la physionomie des trois principales espèces de vrais Cinchona qui fournissent le quinquina gris Officinalis et les deux autres principales espèces, jetons un coup d'œil sur les écorces d'ordre inférieur, qui inondent, nous allions dire qui alimentent régulièrement le commerce.

PSEUDO-QUINQUINA GRIS
ÉCORCES
s : QUINQUINA GUAYAQUIL.

En première ligne viennent se placer des écorces dites : Quinquina de Guayaquil, d'aspect gris-brun, périderme lisse sans fissures transversales ni sillons longitudinaux ; sans arome, se présentant sous forme de cylindres de la grosseur du doigt et longs d'environ 15, 20 et 25 centimètres. On les subdivise en Guayaquil dur, à cassure nette résineuse (c'est le moins mauvais), et en Guayaquil légers, à cassure si longuement fibreuse qu'on peut tordre sans les rompre plusieurs écorces réunies en un faisceau dans la main. Ces écorces sont de toutes provenances et on les récolte surtout sur des arbres du genre Exostemma, et très-probablement aussi Portlandia. Ils n'ont de commun que le nom du port d'embarquement. Ni l'un ni l'autre ne renferment de quinine, si ce n'est des traces ou tout au plus 2 ou 3 p. 100, quand on se trouve en face de Cinchona inférieurs. Les premiers offrent quelquefois des quantités notables de cinchonine et de cinchonidine pouvant aller de 8 à 25 pour 1,000. Souvent les seconds ne donnent qu'un résultat négatif pour toute espèce d'alcaloïde connu, et les parties solubles dans l'eau sont presque nulles.

Une bonne thèse, présentée dernièrement à l'École Supérieure de Pharmacie de Paris, attribue à trois échantillons de la première série, 5, 7 et 13 pour 1,000 d'alcaloïdes totaux, parmi lesquels la quinine n'existe qu'à l'état de traces, excepté dans le troisième cas, où il a été trouvé 1,45. Ce premier genre d'écorce cède à l'eau froide jusqu'à 150 pour 1,000 d'un extrait d'assez belle apparence, mais qui fait souvent le désespoir des pharmaciens qui ont mission de l'introduire dans des potions qu'on cherche à rendre claires et qni restent obstinément troubles, même après filtration. L'explication de ce phénomène nous est donnée par Weddell, qui dit dans sa *Quinologie* : « La tunique cellulaire des Cascarilla est généralement imprégnée de matières gommo-résineuses plus abondantes et plus tenaces que dans la couche analogue de l'écorce des Cinchona ». Et plus loin, il ajoute : « La tunique cellulaire des Cascarilla doit à la présence de ces sucs résineux une telle densité, qu'à ce seul signe on peut reconnaître avec certitude un faux quinquina. »

ÉCORCES
dites : de LIMA ORDINAIRE.

Ces écorces en gros fragments, d'aspect jaune rougeâtre, à l'énorme épiderme subéreux se détachant facilement du liber, à l'instar du Calisaya, sont très-légères, à saveur fade et rarement astringente et amère, quoiqu'il s'en trouve quelquefois néanmoins. On les vend de 50 à 75 centimes le kilogramme. Elles sont trop répandues dans le commerce et devraient être bannies de l'*Officine* des pharmaciens.

QUINQUINAS
de la **NOUVELLE-GRENADE**

Il est une sorte de quinquina d'Amérique fort importante au point de vue de sa richesse en quinine et qui néanmoins sera toujours très-difficilement employée dans les préparations pharmaceutiques, à cause de son goût enfumé, antipathique aux malades ; ce sont les quinquinas de la Nouvelle-Grenade, en tête desquels figure le Pitayo, qui donne facilement de 25 à 30 de sulfate de quinine. Ces écorces se composent des sept espèces de Mutis,

parmi lesquelles il n'y a, en réalité, d'après le récent ouvrage de M. J. Triana,
que quatre Cinchona et trois Cascarilla dont les produits sont à peu près
absorbés par la grande fabrication. Nous eûmes le désir, il y a une quinzaine
d'années, d'en tenter l'essai au point de vue de l'emploi qu'on pourrait en faire
en pharmacie. M. Rampon consul général du gouvernement de la Nouvelle-
Grenade, mit obligeamment à notre disposition plusieurs surons qu'il avait
désignés lui-même. Tous furent trouvés riches en quinine, surtout le Pitayo,
mais pas un ne donna un vin, un sirop, buvables sans répugnance. Il fallut
transformer le tout en un extrait, riche en quinine il est vrai, mais d'un
goût détestable. Le Quinetum de M. de Vry, s'il eût été connu alors, nous
eût tiré d'embarras.

Parmi les confrères qui nous ont fourni des échantillons pour nos essais
comparatifs, il en est un qui emploie cette sorte; c'est certainement une des
plus riches en quinine; mais, malgré cet avantage, nous doutons fort que le
goût détestable de fumée, les flots de matière jaune-orange, satisfassent le
consommateur.

Quoique déjà bien longue, Messieurs, cette étude des quinquinas naturels
serait incomplète si vous ne nous permettiez pas de jeter un coup d'œil
rapide sur les écorces de Cinchona qu'on désigne aujourd'hui sous le nom
de Quinquina de culture.

QUINQUINAS de CULTURE. Après divers essais infructueux, variés, les trois principales espèces types,
C. Condaminea ou Officinalis, C. Calisaya et C. Succirubra, ont pû être ac-
climatées dans les colonies hollandaises, surtout à Java où elles sont cultivées en grand avec beaucoup de succès. Combien n'est-il pas regrettable
de nous voir pour cet indispensable médicament tributaires de l'étranger,
quand on songe que c'est à la demande de Weddell et avec des graines en-
voyées par lui, que les premiers essais ont été faits dans notre Algérie vers
1852, essais restés malheureusement infructueux.

Ce n'est que dix ans plus tard que le Gouvernement hollandais fit ses
premières expériences, qui de négatives d'abord, ne tardèrent pas à être
couronnées d'un plein succès, grâce à une persévérance qui nous avait
manqué.

Devant cette réussite bien constatée, les Anglais songèrent à profiter des
expériences de leurs voisins dont ils obtinrent très-facilement des plantes
et des graines. L'application des procédés de culture fut immédiatement
essayée à Ceylan d'abord, et dans toutes les possessions de l'Inde ensuite,
où ils ont tellement réussi que c'est par millions de beaux arbres, « vrais
Cinchona » que se chiffrent aujourd'hui les sujets que ces deux peuples
persévérants ont acclimatés dans des colonies qu'ils savent rendre pros-
pères, au grand avantage de la métropole.

Dans une thèse récemment présentée au concours des prix de la Société de Pharmacie de Paris, l'auteur nous donne connaissance des efforts personnels que tente avec succès M. le D' Winson, à l'Ile de la Réunion. Nous lui souhaitons plein succès, espérant qu'il aura des imitateurs, et surtout que notre Gouvernement, à l'exemple de ceux de Hollande et d'Angleterre, ne se désintéressera pas plus longtemps d'une question qui touche plus encore à la santé publique qu'à l'intérêt pécuniaire.

Quelques renseignements sur la nature des espèces cultivées et sur le mode d'opérer la décortication nous paraissent nécessaires à donner. L'expérience des chefs de culture a réduit à trois ces espèces, reconnues comme étant les plus riches en quinine et autres alcaloïdes ; ce sont le C. Succirubra (rouge) ; le C. Calisaya (jaune) et le C. Officinalis ou Condaminea (gris). Le rouge donne un peu moins de quinine que de cinchonine et de cinchonidine ; le gris donne, au contraire, plus de quinine que des autres alcaloïdes. Mais le jaune mérite une mention à part à cause des quantités énormes tout à fait anormales de quinine, s'élevant jusqu'à 60 et même 90 p. 1,000, qu'on est arrivé à lui faire produire au moyen d'une pratique artificielle découverte par l'anglais Mac-Ivor, et connue de tout le monde médical et pharmaceutique sous le nom de « Moussage. »

Par leur extérieur, ces quinquinas rentrent dans le type des écorces d'Amérique, en tenant compte toutefois du petit nombre d'années de leur existence qui ne leur a pas permis de se développer suffisamment pour acquérir ces rugosités saillantes et ces fissures profondes que le temps seul imprime aux vieilles écorces, souvent à leur détriment, a dit M. de Vry, passé 12 ou 15 ans. Les écorces de culture sont en moyenne âgées de 4 ans. C'est l'époque de leur grande richesse.

En cessant de nous occuper de ces écorces, nous exprimons le regret de ne pas les voir plus employées en France qu'elles ne le sont, sachant qu'elles jouissent avec juste raison du plus grand crédit à l'étranger. On verra par l'examen comparatif des tableaux suivants que nos malades y perdent grandement.

De la longue étude à laquelle nous venons de nous livrer touchant les caractères extérieurs des quinquinas, il résulte d'une manière irréfutable que, dans l'état de confusion où se pratique actuellement l'exploitation des arbres qui les fournissent, et du trafic qui s'en fait dans le commerce, l'œil le plus exercé ne peut plus servir seul à déterminer leur valeur réelle, absolue.

Nécessité d'appliquer l'analyse chimique aux quinquinas gris.

Il faut donc avoir recours à un moyen complémentaire ; c'est l'analyse chimique. Elle doit être appliquée au quinquina gris, tout aussi bien qu'au jaune et au rouge.

Pour avoir le dernier mot d'un examen sans appel, et pour savoir si l'on a affaire à de véritables écorces dignes de porter le nom de quinquina, il faudra doser les alcaloïdes s'il y en a, et constater parmi eux la présence de la quinine.

Par quel moyen le plus sûr et le plus rapide atteindra-t-on ce but? C'est sur ce terrain mal assuré que les chimistes les plus compétents n'ont pas encore pu se rencontrer. Loin de nous la pensée d'entrer dans la discussion de tel ou tel procédé; ils sont trop nombreux. Il y a du bon dans tous; pour obtenir un résultat qui puisse satisfaire le plus grand nombre possible d'opinions, nous avons commencé nos essais en empruntant un peu à l'un, un peu à l'autre. Après examen comparatif, nous nous sommes arrêté aux procédés devenus classiques de M. de Vry. Cet apôtre de la quinologie analytique moderne a bien voulu présider à un certain nombre des opérations exécutées dans notre laboratoire, variant les procédés, puis nous laissant maître de choisir celui qui atteindrait le mieux notre but.

L'attention générale nous paraît surtout fixée sur deux modes opératoires : 1° l'extraction directe par les acides ; 2° la précipitation par la chaux. Sans décrire le premier, dont on peut se servir, mais auquel nous préférons le second, il est de notre devoir d'exposer succinctement les motifs qui ont déterminé notre choix. D'abord il est beaucoup plus difficile qu'on ne le suppose généralement d'épuiser un quinquina au moyen d'une eau acidulée à 4 ou 5 p. 100, même après deux ébullitions prolongées, au milieu d'un

liquide 10 fois plus considérable que le poids de l'écorce. En second lieu, on ne fait pas assez attention à la finesse plus ou moins grande de la poudre ; l'expression, « concassé, ou bien finement concassé », est trop vague et insuffisante; la preuve, c'est qu'avec la même écorce, le même volume d'eau acidulée, la même durée d'ébullition, on obtient des résultats différents suivant que la poudre est plus ou moins fine. En troisième lieu, nous reprochons à ce procédé d'apporter avec les principes actifs une quantité de matière colorante rouge, trop grande, dont il est difficile de débarrasser les alcaloïdes, même après plusieurs purifications. Le seul mais grand avantage que nous reconnaissions à ce mode d'extraction, c'est de ne pas nécessiter l'emploi de l'alcool. Il donne des résultats exacts. Cependant notre choix s'est fixé sur le principe de la précipitation des alcaloïdes par l'hydrate de chaux. Le premier avantage que nous y trouvons, c'est la précipitation totale de la matière colorante souvent complexe dans certains quinquinas, comme ceux de la Nouvelle-Grenade par exemple. Le traitement se fait avec les dissolvants appropriés au but qu'on se propose ; soit avec le chloroforme, ou l'éther, ou la benzine, ou l'alcool à 90°, suivant qu'on veut entraîner la quinine seulement ou la totalité des alcaloïdes.

On peut l'obtenir par les deux procédés dont nous venons de parler; mais dans ce cas particulier encore, malgré l'emploi d'une grande quantité d'alcool, que l'on retire du reste par distillation, nous préférons celui-ci au premier, car il donne de suite un produit presque blanc, de nuance citrine, spongieux, très-léger; tandis qu'avec le traitement direct par les acides, le Quinetum retient toujours une certaine quantité de matière colorante allant du rouge vineux au rosé, même après plusieurs purifications. Voici la description du procédé par la chaux, tel que nous l'avons exécuté dans notre laboratoire, sous les yeux et d'après les conseils de notre excellent guide M. le docteur de Vry.

Prenez : Quinquina Succirubra, assez finement pulvérisé ... 10 kilog.
Hydrate de chaux pulvérulent.................. 5 kilog.

Mêlez intimement le tout et arrosez-le de Q. S. d'eau pour en faire une pâte molle. Laissez en contact pendant douze heures; épuisez toutes les parties solubles au moyen de 50 kilog. alcool à 90°, soit par déplacement, soit par simple lixiviation. Réunissez les liqueurs que vous distillerez au bain-marie. Versez le résidu de la distillation dans une terrine, et quand il sera à moitié refroidi, ajoutez par petites fractions Q. S. d'acide sulfurique dilué pour que le liquide, d'abord trouble, devienne complétement limpide, même après une addition de 5 p. 100 d'eau, et conserve une réaction franchement acide. Filtrez et précipitez par la soude caustique en excès ; ayez grand soin de ne pas agiter trop vivement le liquide, mais bien de lui imprimer un mouvement de rotation lent qui a pour but de laisser au précipité son aspect floconneux, caillebotté. Laissez déposer pendant plusieurs heures ; décantez. Lavez à plusieurs reprises le dépôt avec 10 kilog. d'eau contenant 4 p. 100 de soude caustique liquide à 36°. Après repos et décantation, on jette sur un ou plusieurs filtres sans plis. On opère encore quelques lavages sur les filtres avec une eau légèrement alcaline, et enfin on place le tout bien égoutté dans une étuve chauffée à 30 ou 40° au plus. Le précipité à moitié desséché se détache facilement du filtre; c'est le moment qu'il faut choisir pour le mettre sur des assiettes dans lesquelles la dessiccation se termine. C'est là le Quinetum de M. de Vry, représentant la réunion de tous les alcaloïdes d'un quinquina, qu'ils forment des sels cristallisés ou des sels amorphes. Il se présente, comme nous l'avons déjà dit, sous forme de morceaux légers, spongieux et de couleur blanc-gris-citrin. Sa saveur est celle du quinquina lui-même, fortement accentuée. Le rendement a été de 84 pour 1,000 avec le C. Succirubra de Java. Il est en moyenne de 60 pour 1,000 dans les bons quinquinas gris d'Amérique. La moyenne des bonnes sortes que l'on trouve facilement dans le commerce, en acceptant d'y mettre un prix raisonnable, est de 25 à 30 pour 1,000; et quand nous demandons que la tolérance ne descende pas au-dessous de 15, nous exprimons ce nous semble un vœu facile à réaliser.

L'idée première de réunir sous un petit volume le plus grand nombre possible des principes actifs du quinquina, mais non la totalité, est due à notre courageux et distingué quinologiste Auguste Delondre. Il en avait senti la nécessité lors de son dernier voyage en Amérique, où il avait fabriqué sur place des extraits concentrés, préparés avec des écorces fraîches. Son principal but était de simplifier le transport très-pénible et très-encombrant des écorces à travers les sentiers étroits des Cordillières. Le sulfate de quinine devait être dégagé après retour à Paris. Mais cette tentative n'eut pas de suite. Plus tard, Delondre poursuivant sa première idée, n'avait plus en vue que les alcaloïdes et les matières résineuses, négligeant les matières extractives solubles dans l'eau; il songea alors à traiter par l'alcool les éléments complexes précipités par la chaux et leur donna le nom de Quinium. C'est un bon produit, trop peu employé aujourd'hui.

Malgré ces qualités, et d'après l'exposé de la composition des deux produits : quinium et quinetum, il est facile de voir qu'il y a un grand avantage en faveur de ce dernier qui est totalement privé de matières résinoïdes. Mais à l'un et à l'autre, il manque les parties solubles dans l'eau.

Ces moyens d'investigation étant bien connus et admis, vous jugerez, Messieurs, des résultats qu'ils nous ont permis d'obtenir en les appliquant aux diverses espèces de quinquina, si nombreuses et si disparates, répandues dans le commerce de la droguerie où s'approvisionne le pharmacien.

Nous avons pris comme types, 22 échantillons des meilleures espèces venant d'Amérique : 2 Q. rouge, 13 Q. jaune, 7 Q. gris, qui ont été essayés parallèlement entre eux par les deux procédés que nous venons de décrire. Les résultats définitifs que nous avons obtenus se trouvent consignés dans le tableau suivant :

TABLEAU COMPARATIF

DE LA RICHESSE EN ALCALOÏDES DES BONS QUINQUINAS TYPES, ORIGINAIRES D'AMÉRIQUE

NOTA. — Nous avons pensé qu'il ne serait pas indifférent de mettre le prix commercial en regard de chaque sorte.

	PRIX	Nᵒˢ d'ordre	NOM ET ORIGINE	CARACTÈRES EXTÉRIEURS	Alcaloïdes amorphes	Sulfate de quinine cristallisé
ROUGES...........	18ᶠ »	1	Amérique, rouge vif..	Verruqueux	0ᵍ338ᵐ	30ᵍ248ᵐ
	16. »	2	Dᵒ d' ..	Non verruqueux.................	0.338	30.248
JAUNES...........	18. »	1	Calisaya de Bolivie...	Roulé, avec épiderme............	31.100	53.725
	16. »	2	Dᵒ dᵒ ..	Plat, sans épid. (Weddell)	27.000	53.750
	14. »	3	Dᵒ dn Pérou...	Dᵒ dᵒ un peu pâle........	12.000	24.530
	16. »	4	Dᵒ dᵒ ..	Dᵒ 1ʳᵉ marque du commerce O R.	14.220	17.660
	10. »	5	Dᵒ dᵒ ..	Dⁿ 2ᵉ dᵒ Schuhkraft	6.915	9.170
	13. »	6	Dᵒ de Bolivie..	En fragments, moitié avec épiderme	18.815	25.150
	9. »	7	Dᵒ du Pérou...	Plat, sans épiderme très-pâle......	5.883	7.820
	9. »	8	Dᵒ dᵒ ..	Dᵒ accepté par les hôpitaux Paris.	9.315	18.570
	9.50	9	Dᵒ dᵒ ..	Dᵒ refusé dᵒ dᵒ dᵒ .	22.020	10.440
	1.75	10	Maracaïbo...........	Epider. gris, mince; adhér. au liber.	7.956	0.060
	9. »	11	Cuzco ou Carabaya ...	Imitant les larges écorces calisaya..	4.565	6.200
	8.50	12	Cuzco..............	Rougeâtre, léger.................	». »	». »
	4. »	13	Carthagène.........	Ecorces jaunes, lisses, légères.....	». »	». »
					Extrait aqueux	Alcaloïdes totaux
GRIS...........	7 à 8ᶠ	1	Loxa, Equateur.......	Gris, rugueux, aromatique.........	300ᵍ »	60ᵍ »
	6. »	2	Dᵒ dᵒ nᵒ 2...	Non aromatique.................	225. »	32. »
	5.50 à 6. »	3	Huanuco du Codex....	Lima supérieur..................	250. »	36. »
	2.50 à 3. »	4	Guayaquil dur........	Qualité courante, non fendillé......	150. »	10. »
	1.25 à 1.50	5	Dᵒ commun....	Ecorces de toutes provenances.....	120. »	1 à 2ᵍ
	4.50	5	Lima fibreux.........	Se rapprochant du Huanuco.......	180. »	20 à 25
	0.50 à 1. »	7	Lima commun ou Payta	Ec. tr.-subéreuses, sans orig. précise	125. »	2 à 4

Mettons maintenant en regard de ces rendements fournis par des écorces types, les résultats obtenus avec 16 échantillons de quinquina jaune et 16 échantillons de gris, prélevés dans 16 officines ouvertes au public.

QUINQUINAS JAUNES des pharmacies

	Sulf. de quinine pʳ 1 kil. écor.			Grammes.			Sulf. de quinine pʳ 1 kil. écor.			Grammes.
A	Dᵒ	dᵒ	dᵒ	32. »	I	Dᵒ	dᵒ	dᵒ	10.40
B	Dᵒ	dᵒ	dᵒ	15.02	J	Dᵒ	dᵒ	dᵒ	5.32
C	Dᵒ	dᵒ	dᵒ	14.63	K	Dᵒ	dᵒ	dᵒ	5.32
D	Dᵒ	dᵒ	dᵒ	13.81	L	Dᵒ	dᵒ	dᵒ	0.00
E	Dᵒ	dᵒ	dᵒ	11.80	M	Dᵒ	dᵒ	dᵒ	0.00
F	Dᵒ	dᵒ	dᵒ	11.30	N	Dᵒ	dᵒ	dᵒ	0.00
G	Dᵒ	dᵒ	dᵒ	11.19	O	Dᵒ	dᵒ	dᵒ	0.00
H	Dᵒ	dᵒ	dᵒ	10.70	P	Dᵒ	dᵒ	dᵒ	0.00

Ayant constaté pour les quinquinas gris de moins grands ou de moins nombreux écarts que dans les précédents, nous les avons réunis en 6 groupes qui représentent la moyenne de contenance en alcaloïdes et en parties solubles dans l'eau distillée froide.

QUINQUINAS GRIS des pharmacies

	DÉSIGNATION ET PROVENANCE	EXTRAIT par l'eau froide pour 1 kil. écorces	Alcaloïdes totaux pour 1 kil. écorces
A	Origine de la Nouvelle-Grenade, goût enfumé, amertume persistante, désagréable..........................	315 gr.	37 ɢ »
B	Loxa bon ordinaire, non aromatique........................	225 »	35.50
C	Petit Loxa aromatique.....................................	150 »	32. »
D	Guayaquil ordinaire, composé d'écorces de toutes provenances, saveur faible..	185 »	9. »
E	Aspect jaune rougeâtre, amertume détestable, paraît être d'origine de la Nouvelle-Grenade..................................	160 »	2. »
F	Aspect gris pâle, saveur très-faible........................	150 »	2. »

Pour nous servir de point de comparaison, nous avons cité le nom des écorces de chêne et de saule, dont nous avons trouvé la partie extractive dans les proportions suivantes :

ÉCORCES DE CHÊNE ET DE SAULE

Ecorces de chêne..	Pour 1 kil.	200 gr. extrait aqueux.
Dᵒ de saule..	dᵒ	170 gr. dᵒ dᵒ

QUINQUINAS D'ACCLIMATATION

PRIX	DÉSIGNATION DES ESPÈCES	Extrait aqueux	QUINETUM	SULFATE ᴅᴇ QUININE
9 à 10 f.	Cinchona Succirubra.........	300 gr.	65 à 84 gr.	15 à 20 gr.
12 à 20	Dᵒ Calisaya...........	?	?	de 40 à 50 gr. et même 69 à 90 gr.
6 à 7	Dᵒ Officinalis.........	250 gr.	?	25 à 35 gr.

Pour quiconque a le désir de se renseigner sur l'état actuel de la question si importante qui nous occupe, la comparaison des chiffres ci-dessus doit suffire et peut se passer de commentaires.

Nous y trouvons plusieurs faits saillants que nous constaterons d'abord, pour en tirer plus tard toutes les conséquences qui nous paraissent en découler.

1° Nous signalerons un fait dont on affecte dans notre pays et dans notre profession de ne jamais parler, ou sur lequel on glisse volontiers; c'est la question de prix de vente et d'achat. En réalité, c'est elle qui domine la situation dont ne dédaignent pas de s'occuper les plus distingués pharmacologistes des pays voisins, et à leur tête nous citerons Daniel Hanbury. Ils ont soin de faire ressortir l'incompatibilité qu'il y a pour tous les objets de matière médicale, en général, et pour les quinquinas en particulier, entre les bas prix au rabais et les qualités supérieures.

2° Les titres les plus élevés des quinquinas jaunes employés dans la Pharmacie française, atteignent à peine la moyenne de richesse des bons quinquinas naturels d'Amérique; beaucoup descendent jusqu'à 1/10° seulement de la contenance normale en sulfate de quinine; et, chose incroyable, un bon nombre d'entre eux équivalent à 0 grammes; c'est-à-dire qu'ils sont inférieurs à une écorce de chêne de bonne qualité, qui, elle au moins, a le mérite de contenir du tannin riche en principes toniques renfermés dans un extrait abondant qui atteint jusqu'à 1/5° du poids de l'écorce.

3° Dans les quinquinas gris, la moyenne se relève notablement et nous avons constaté avec satisfaction que s'il y avait des écorces pauvres, il n'y en avait pas de nulle valeur équivalant à 0 gramme, comme dans les quinquinas jaunes.

Préparations officinales de quinquina, inscrites au Codex.

Pour que cette étude sur les quinquinas puisse atteindre un but utile, nous essayerons, Messieurs, de la faire servir à l'appréciation et à l'amélioration des préparations de quinquina inscrites au Codex; elle nous servira aussi à juger de la valeur des améliorations proposées et publiées journellement; enfin, nous nous appuierons sur les résultats que nous avons obtenus pour vous proposer quelques modifications en vue de la rédaction du prochain Codex.

En jetant un coup d'œil sur l'ensemble des nombreuses formules proposées pour améliorer celles qui existent et qui sont suivies aujourd'hui, il semble que les auteurs n'aient eu pour objectif qu'une seule chose, l'amertume, expression assez vague d'ailleurs, puisque nous avons vu que des écorces de pseudo-quinquina sont souvent plus amères que celle des vrais Cinchona. De la nature et du dosage du quinquina employé, pas un mot. Pourtant à nos yeux ce point de départ a une importance capitale; sans cette précaution et cette précision jointe à l'analyse exacte des alcaloïdes introduits dans les préparations, tout n'est qu'appréciation superficielle et pure hypothèse.

En effet, que voyons-nous au fond de toutes les propositions et publications parues jusqu'à ce jour ? Deux choses surtout : augmentation du degré alcoolique; traitement par les acides avec ou sans saturation par les bicarbonates. Nous repoussons absolument le second comme introduisant des corps étrangers dans une préparation officinale qui ne les appelle ni ne les admet en principe. Quant aux premiers, nous pensons qu'ils doivent être pris en une certaine considération, surtout la proposition qui pour le sirop de quinquina demande l'élévation du degré de l'alcool en même temps que la filtration sur le sucre du liquide resté dans le bain-marie à moitié refroidi.

Le seul bénéfice acquis jusqu'à ce jour est donc d'avoir rendu un vin, un sirop, etc., etc., un peu plus amers. Ce résultat ne nous paraît pas suffisant pour nous y arrêter autrement que pour le signaler. C'est un progrès, ce n'est pas la perfection. Il faut donc essayer de trouver mieux.

Sans vouloir anticiper sur le travail qui incombe aux diverses Commissions chargées de la révision des formules inscrites au Codex actuel, nous vous prions, Messieurs, de prêter votre attention à l'exposé de nos vues sur cette question si controversée et sur la manière de la résoudre.

Nous posons en principe que pas une préparation de quinquina inscrite au Codex, vin, sirop, extrait, teinture, etc., etc., qu'elle soit rigoureusement exécutée d'après le formulaire officiel, ou qu'elle résulte des modifications proposées en vue d'une amélioration, pas une ne contient la totalité des principes actifs solubles de la substance employée, en admettant que l'on ait opéré sur de véritables écorces de Cinchona contenant en moyenne 20 à 25 p. 1,000 de sulfate de quinine pour les jaunes, et de 20 à 25 p. 1,000 d'alcaloïdes totaux pour les quinquinas gris.

Les meilleures formules connues ne permettent pas d'obtenir un vin contenant au delà de 25 p. 100 seulement des alcaloïdes contenus dans l'écorce employée. La preuve se trouve dans le résidu dont on peut extraire la différence, qui dépasse toujours 50 p. 100.

Ce sont là, il faut l'avouer, de maigres résultats. Que faire alors ? Se demander quels sont les éléments du quinquina qui peuvent être introduits dans les préparations pharmaceutiques, et si ces éléments bien connus et dosés peuvent y être introduits en totalité par simple solution et sans aucune modification chimique.

Voilà selon nous le but à atteindre, et pour y arriver voici le moyen très-simple que nous avons l'honneur de vous proposer. Nous partons de ce raisonnement que trois parties actives, essentielles, constituent les propriétés médicinales du quinquina :

1° La partie soluble dans l'eau, qui représente 25 ou 30 p. 100 du poids de l'écorce; 2° les alcaloïdes, parmi lesquels doit toujours figurer la quinine bien qu'à des doses variables; 3° les matières complexes résinoïdes et cireuses que leur nature insoluble exclut de nos préparations officinales représentées par des liquides tels que, vins, sirops, etc., etc., que l'on désire avoir clairs, transparents.

Nous ne nous trouvons donc en réalité qu'en présence de deux éléments solubles les plus actifs et tout à fait indispensables à la perfection d'un médicament du genre de celui qui nous occupe. Pour dissoudre la plus grande quantité possible de principes actifs, c'est toujours l'alcool additionné d'eau en plus ou moins grande proportion que toutes les Pharmacopées et tous les auteurs sans exception ont conseillé. Les meilleurs résultats que ce procédé presque uniforme a permis d'obtenir, ont été de retirer à grand'peine de 25 à 30 p. 100 des alcaloïdes avec la presque totalité de la matière extractive. Toutes les propositions d'amélioration tournent toujours dans le même cercle. Pour en sortir sans nous éloigner du Codex, et en ne nous servant que des deux dissolvants qu'il prescrit, l'eau et l'alcool, voici les moyens que nous avons l'honneur de vous proposer. Ils se réduisent à deux et peuvent servir à toutes les formes de préparations officinales, vin, sirop, teinture, extrait, etc., etc :

1° Le quinquina broyé finement est mis en contact pendant 24 heures avec 10 fois son poids d'eau froide. On exprime fortement à la presse et le résidu est repris, toujours à froid, avec 5 fois seulement son poids d'eau pendant 12 heures. On exprime de nouveau et les deux liquides réunis sont filtrés au papier, puis évaporés au bain-marie en consistance de sirop ou d'extrait très-mou.

2° D'autre part on traite par la chaux le quinquina épuisé par l'eau et l'on en retire la totalité des alcaloïdes par le procédé décrit plus haut.

Toute l'opération est là. Il ne reste plus qu'à dissoudre les alcaloïdes avec suffisante quantité d'alcool à 85°; ou mieux avec un alcool à 60° très-légèrement acidulé avec l'acide sulfurique, de manière à former des sulfates solubles dans tous les liquides aqueux. Cette dissolution est versée sur l'extrait qui s'y dissout facilement, et peut être mêlée de suite au vin, au sirop, etc., etc. Comme préparation de réserve, le tout serait ramené en consistance d'extrait ferme. On aurait ainsi sous la main, à l'état soluble et formant un petit volume, la totalité des principes actifs du quinquina, avec lesquels on pourrait préparer extemporanément le vin, le sirop, la teinture, etc., etc.

Exemple : Pour le vin et pour la teinture, on opère par simple dissolution; on agite et, après une heure de contact, on peut filtrer. Pour la teinture, aucune remarque à faire. Quant au vin, il a l'avantage de rester clair, ce qui n'a pas lieu avec la macération directe de l'écorce, suivant le mode opératoire actuel ; de plus, on supprimerait les dix jours réglementaires toujours trop longs pour celui qui doit faire usage du médicament. Le léger dépôt qui reste sur le filtre quand on opère avec du vin rouge, ce qui est le cas le plus ordinaire, n'est formé que de matière colorante unie à un peu de tannin. Le vin ainsi préparé contiendrait par litre près de 2 grammes d'alcaloïdes totaux, tandis qu'avec la formule actuelle il en renferme à peine 0 gr. 50 à 75 centigrammes quand on opère avec du bon quinquina, et de 0,15 à 0,25 centigrammes quand on emploie les mauvaises écorces du commerce. Peut-être même, avec un résultat de si grande importance, pourrait-on réduire de moitié les doses en employant des quinquinas de première qualité.

Le sirop se ferait suivant le mode opératoire ordinaire, par simple solution du sucre dans l'eau. Cette eau ou colature contiendrait l'extrait et les alcaloïdes rendus solubles au moyen d'une petite quantité d'alcool. 260 grammes de cet extrait complet représentent 1 kilog. écorces de quinquina.

trait fluide de quinquina pour la préparation extemporanée du vin. Bien que nous soyons opposé, en principe, à toute confection de ces préparations complexes, de composition indéterminée connues sous le nom d'extraits fluides qui courent le monde pharmaceutique, que chaque auteur fabrique à sa guise, que nous regardons comme étant un empêchement à l'unité d'action des médicaments, et qui sont la négation de l'autorité et de l'existence même du Codex, nous croyons cependant qu'il y aurait lieu de faire une exception dans le cas présent, attendu qu'on aurait affaire à un produit nettement défini. Dans 60 grammes alcool à 60°, on ferait dissoudre 15 grammes de l'extrait précité, représentant la partie active complète du quinquina gris, ou bien 8 grammes seulement si l'on devait abaisser la dose à 30 grammes d'écorce. On verserait directement les 68 ou les 75 grammes extrait fluide dans un litre de vin, et après une heure de contact le tout serait filtré.

Il peut advenir, Messieurs, que vous n'adoptiez pas notre proposition relative au nouveau mode opératoire destiné aux préparations officinales du quinquina ; permettez-nous, dans ce cas, de vous dire que nous ne voyons pas d'autre mesure à prendre que de maintenir au Codex les formules telles qu'elles y sont décrites, car elles permettent d'obtenir de bons médicaments ; seulement il y aurait lieu d'élever le degré alcoolique prescrit, surtout pour le sirop ; et la colature restée dans le bain-marie après la distillation serait filtrée sur le sucre avant son entier refroidissement.

CONCLUSIONS

De l'étude qui précède et des conséquences qui en résultent, nous croyons pouvoir conclure que :

1° Tous les quinquinas, pourvu qu'ils appartiennent au genre Cinchona, doivent être ramenés et maintenus aux trois types connus de tout temps, le rouge ou Succirubra, le jaune Calisaya et le gris ou Officinalis.

2° On doit refuser le nom de quinquina à toute écorce qui ne contient pas de quinine.

La dénomination de pseudo-quinquina serait appliquée aux espèces qui contiennent seulement de la cinchonine, de la cinchonidine, etc., etc.

3° L'importance des caractères extérieurs reste toujours très-grande ; elle ne doit pas être négligée.

Pourtant, avec l'introduction dans le commerce des écorces de toute provenance, soit des pays de production naturelle soit des pays de culture par acclimatation, ces moyens superficiels ne peuvent plus, comme autrefois, servir à porter un jugement définitif.

4° L'analyse chimique doit être appliquée au quinquina Gris et au Rouge tout aussi bien qu'au Jaune. Dans ce dernier on continuera à ne doser que la quinine, et dans les deux autres, la quinine et la cinchonine réunies à la totalité des autres alcaloïdes.

5° On doit bien se garder de juger de la valeur d'un quinquina sur l'intensité de l'amertume de son écorce. Il y a bien des genres d'amertume ; ils sont presque aussi nombreux que les substances qui les fournissent.

L'amer-quinine, dans ses combinaisons naturelles, possède une saveur *sui generis* que tout pharmacien devrait connaître.

6° Devant l'impossibilité de se procurer facilement, régulièrement et en grande quantité des quinquinas jaunes Calisaya riches en quinine, la rédaction du nouveau Codex devra abaisser le titre actuel de 35 et 40 grammes, au terme moyen de 20 et 25 p. 1,000. Maintenir l'ancien titre serait demander l'impossible.

7° Pour le quinquina rouge, l'ancien titre de 20 et 25 de sulfate de quinine, et 10 à 12 de sulfate de cinchonine pourra être maintenu. Pour le gris, la totalité des alcaloïdes, y compris la quinine, devra être en moyenne de 20 à 25 p. 1,000 et ne pas descendre au-dessous de 15.

Par totalité des alcaloïdes nous entendons parler de tous ceux qui sont salifiables ; qu'ils forment des sels cristallisés ou des sels amorphes.

8° Le quinquina gris, Cinchona Condaminea, et des meilleures espèces voisines, ayant figuré de tout temps comme Royal, d'abord, et ensuite comme Officinal dans toutes les Pharmacopées Françaises ou Étrangères, doit reprendre au futur Codex la place qu'il n'avait perdue qu'accidentellement; parce que, vers 1860 à 1866, les quinquinas Calisaya riches en quinine étaient très-abondants, tandis qu'aujourd'hui et pour longtemps c'est et ce sera le contraire.

9° Le quinquina gris Officinal, des véritables Cinchona, contenant de la quinine et titré pour tous les alcaloïdes, ne doit pas être désigné au Codex par un nom de ville ou de pays quelconque.

Autant vaudrait-il alors appliquer la même désignation d'origine à la quinine, à la cinchonine, etc., etc.

10° Comme conséquence de ce qui précède, nous devons accorder droit de Cité aux quinquinas de culture qui sont aussi riches que les meilleures sortes d'Amérique, et quelquefois supérieurs. Ils présentent aussi l'avantage d'être ramenés aux trois espèces types dont nous avons parlé au commencement de nos conclusions.

11° D'après l'étude et l'appréciation qui en ont été faites, nous exprimons de nouveau le désir de voir introduire la culture des vrais Cinchona dans celles de nos Colonies dont le climat, le terrain et l'altitude, présenteraient des chances de réussite.

12° Les meilleurs modes d'analyse se réduisent à deux. L'un consiste dans le traitement direct par les acides; l'autre précipite les alcaloïdes au moyen de l'hydrate de chaux. Nous accordons la préférence au second.

13° Le Quinetum représente l'ensemble de tous les alcaloïdes formant des sels cristallisables ou amorphes, à l'état de pureté pour l'usage médical.

14° Les quinquinas employés aujourd'hui en pharmacie sont généralement au-dessous de la moyenne. Un certain nombre ne contiennent pas traces de quinine et peuvent être considérés comme étant d'une nullité absolue.

15° Aucune préparation de quinquina rigoureusement préparée d'après le Codex ne renferme au delà de 25 à 30 p. 100 de la totalité des alcaloïdes contenus dans l'écorce, quelle que soit la richesse ou la pauvreté de celle-ci.

16° Le procédé nouveau exposé dans ce travail permet d'introduire dans un vin, un sirop, un extrait, une teinture, etc., etc.., la totalité des principes solubles dans l'eau équivalant à 1/4 au moins du poids primitif de l'écorce, et, qui mieux est, la totalité absolue des alcaloïdes, sans intervention d'aucun corps étranger.

Nous voici arrivés, Messieurs, au terme de notre longue et pénible tâche. Nous serions largement payés de notre travail si nous avions eu le bonheur de mettre en évidence un seul fait qui restât comme un progrès marqué dans notre profession.

Paris, le 15 décembre 1879.

2098. — Paris. — Imprimerie Félix MALTESTE et Cie, rue des Deux-Portes-Saint-Sauveur, 22.